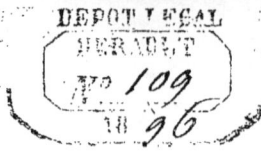

CONTRIBUTION A L'ÉTUDE

DES

LUXATIONS

MÉTATARSO-PHALANGIENNES

DU GROS ORTEIL

PAR

Le Docteur Jean MADON

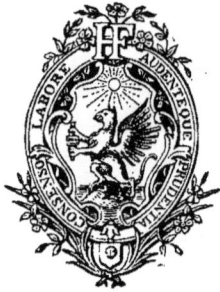

MONTPELLIER
IMPRIMERIE CENTRALE DU MIDI
(HAMELIN FRÈRES)
—
1896

CONTRIBUTION A L'ÉTUDE

DES

LUXATIONS

MÉTATARSO-PHALANGIENNES

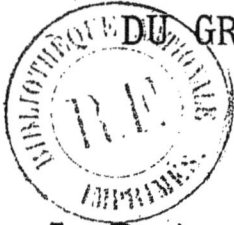

DU GROS ORTEIL

PAR

Le Docteur Jean MADON

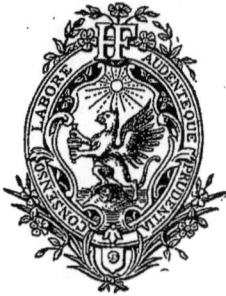

MONTPELLIER
IMPRIMERIE CENTRALE DU MIDI
(HAMELIN FRÈRES)
—
1896

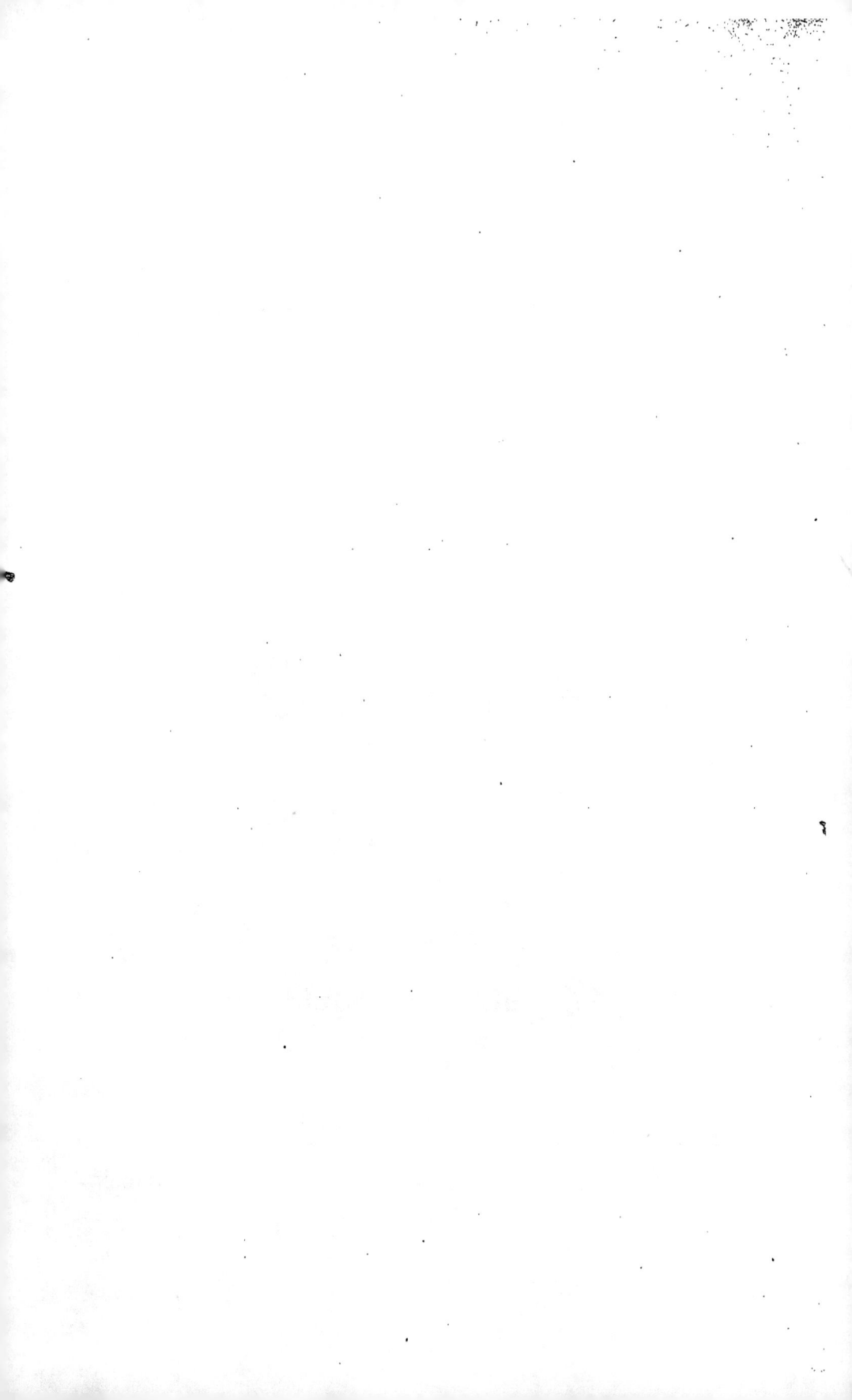

A LA MÉMOIRE

DE MON PÈRE ET DE MA MÈRE

A MON FRÈRE

SOUS-INTENDANT MILITAIRE

A MON COUSIN J. BELLOUARD

AVOCAT

|En souvenir de l'amitié qu'il a témoignée
à mon père durant sa maladie.

MEIS ET AMICIS

J. MADON.

INTRODUCTION

La difficulté de réduction des luxations du gros orteil n'était connue que par un certain nombre de notes éparses, lorsque Malgaigne réunit, dans son *Traité des fractures et des luxations*, vingt-deux cas de déplacement concernant les articulations métatarso-phalangiennes ou inter-phalangiennes. Cette pénurie d'observations cliniques laisse supposer déjà la rareté de ce genre de dislocation et explique l'étude sommaire, plutôt d'intuition que d'observation, qui en est faite par cet auteur, dans son ouvrage. Il faut arriver en 1881, pour trouver dans le *Dictionnaire encyclopédique des sciences médicales* (tome XVII, art. ORTEILS, Paulet) une étude complète et consciencieuse des luxations du gros orteil. Ce travail de Paulet a un autre mérite que celui d'être approfondi et basé sur la science et l'expérience, il est encore original, puisque le premier il a assimilé les luxations des orteils à celles des doigts. Avant lui, tous ceux qui avaient écrit sur ce traumatisme, y compris Malgaigne, s'étaient bornés à faire prévoir ce qui doit se produire, mais ne l'avaient pas démontré. Il revient à notre maître Paulet d'avoir établi l'anatomie pathologique de cette luxation, et la difficulté de réduction. Nous n'aurons donc pas d'autre mérite que celui d'avoir repris ses expériences cadavériques, et d'avoir voulu nous assurer par nous-même si le gros orteil était absolument comparable au pouce.

En outre, comme les ouvrages classiques traitent cette question brièvement, nous avons pensé qu'il était possible, sans trop se trouver en terrain battu, de revenir sur ces luxations intéressantes, et d'apporter à leur étude notre modeste contingent de connaissances et de recherches expérimentales.

Nous avons entrepris ce travail avec courage et avec la seule prétention de dire ce que nous aurons observé, et comment nos connaissances semblent nous l'expliquer, tout en ayant présente à l'esprit cette pensée de Rousseau : « Je sais que la vérité est dans les choses et non dans mon esprit qui les juge, et que moins je mets du mien dans les jugements que j'en porte, plus je suis sûr d'approcher de la vérité. » Heureux serons-nous si nos efforts parviennent à faire oublier les lacunes qu'on y trouvera.

Voici le plan que nous suivrons dans ce travail :

Avant d'aborder notre sujet, qu'il nous soit permis de dire l'émotion que nous éprouvons au moment de quitter les bancs de l'École de Montpellier.

Nous n'oublierons pas la dette de reconnaissance que nous avons contractée vis-à-vis de tous nos Maîtres de cette Faculté, mais nous devons une mention particulière à MM. les professeurs Granel et Gilis, dont les conseils bienveillants et éclairés nous ont souvent encouragé.

MM. les docteurs Villars, Pamard et Paul Cassin, qui ont été tour à tour nos chefs de service, nous permettront de les remercier ici bien sincèrement de l'enseignement que nous avons reçu d'eux, et de l'intérêt affectueux qu'ils nous ont toujours témoigné.

Nous remercions également les docteurs Carre, Blanc, Clément et Cade, des leçons dont nous avons pu profiter en fréquentant leur service hospitalier.

Que M. le professeur Forgue, qui nous a inspiré ce sujet de thèse, veuille bien accepter nos remerciements pour l'honneur bien grand qu'il nous fait, en acceptant la présidence de notre thèse.

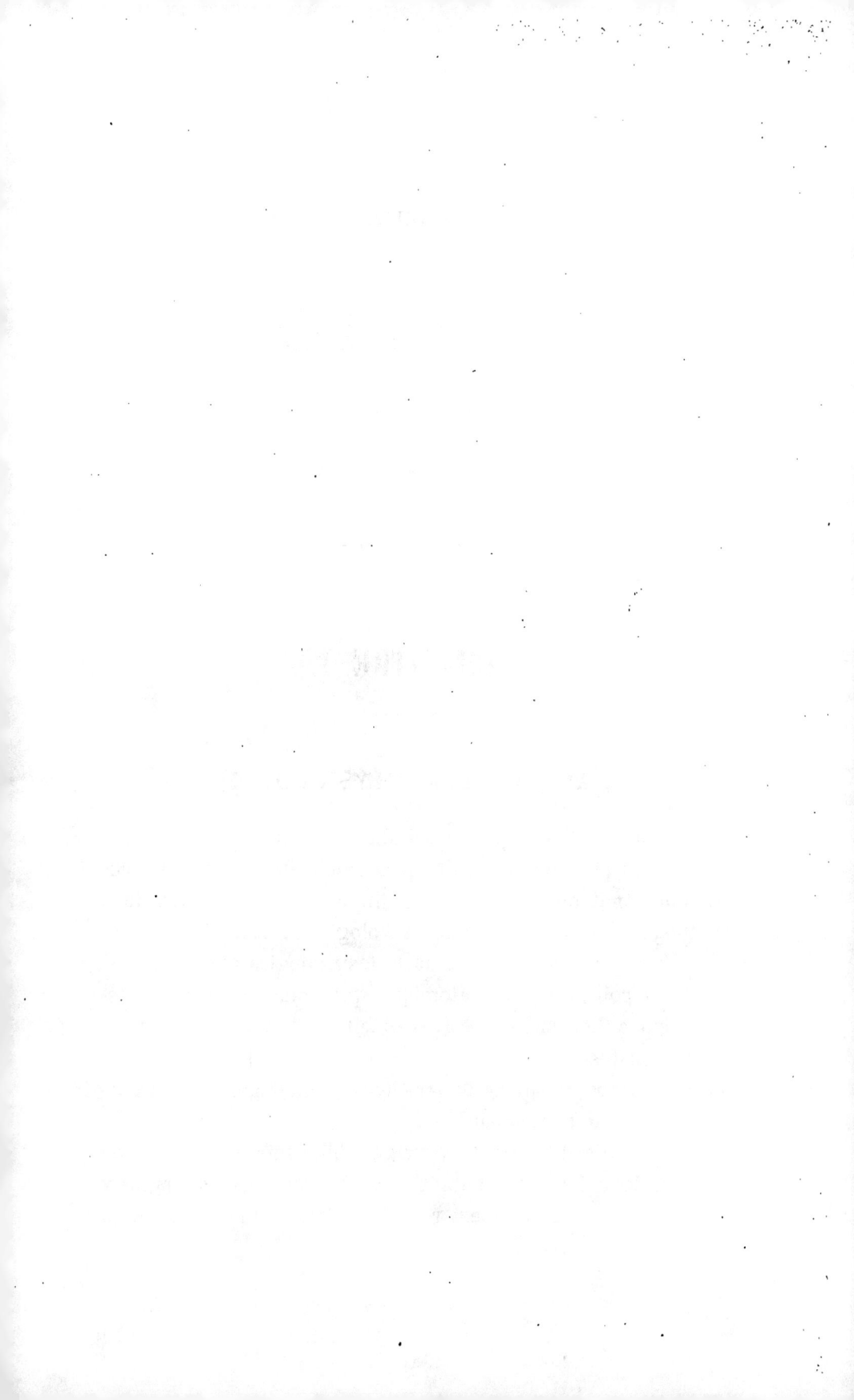

LUXATIONS

MÉTATARSO-PHALANGIENNES

DU GROS ORTEIL

CHAPITRE I

ANATOMIE. — PHYSIOLOGIE

Il nous semble bon, avant d'aborder l'étude des luxations métatarso-phalangiennes du gros orteil, de donner quelques notions anatomiques, afin de faciliter la compréhension de la pathogénie et de l'anatomo-pathologie de cette dislocation. De cet examen ressortiront aussi les analogies et différences, tant au point de vue anatomique que fonctionnel, qui existent entre le pouce et le gros orteil, et il en découlera quelques considérations.

Nous irons du squelette vers les téguments, c'est-à-dire de la profondeur à la superficie.

Le premier métatarsien, dirigé obliquement de haut en bas et de dehors en dedans, est beaucoup plus volumineux que les autres ; sa tête est renflée, aplatie transversalement,

elle mesure 25 millimètres de droite à gauche et 22 de haut
en bas (ces chiffres sont des moyennes). Mais la surface articulaire se prolonge de 7 à 8 millimètres sur le dos de l'os. Le
col anatomique du premier métatarsien est mieux caractérisé
sur les faces palmaires et dorsales, que sur les faces latérales;
c'est le contraire que l'on observe au premier métacarpien ;
la face plantaire de l'extrémité métatarsienne offre, comme
celle du métacarpien, mais plus grandes, deux petites surfaces
elliptiques, lisses, séparées par une crête saillante, d'où la
forme en trochlée, destinée à recevoir les osselets sésamoïdes.

La première phalange du gros orteil, dirigée obliquement
de dedans en dehors et de haut en bas, forme, avec le premier métatarsien, une ligne brisée. Elle est aussi beaucoup plus
volumineuse que la phalange des autres orteils ; elle n'est
pourtant pas en harmonie avec l'extrémité métatarsienne qui
s'articule avec elle ; sa cavité glénoïde mesure seulement
21 millimètres transversalement et 15 millimètres de haut en
bas ; elle est loin de pouvoir loger la tête métatarsienne, il
s'ensuit que la cupule phalangienne est débordée tout autour,
mais surtout en haut et en bas, par la tête articulaire qu'elle
reçoit. La phalange possède deux tubercules latéraux, et,
comme nous l'avons vu, elle n'est pas située dans l'axe du
premier métatarsien.

L'articulation est pourvue d'une synoviale que l'on voit
très bien quand on ouvre la face dorsale de l'article. L'appa-
reil ligamenteux se compose d'un trousseau important de
fibres d'inégale longueur qui vont des faces latérales, en em-
piétant un peu sur les faces supérieure et inférieure du métatarsien aux parties correspondantes de la phalange. Du côté
interne, le ligament latéral est plus fort et surtout plus long
que celui du côté opposé, à cause du coude formé en ce point
par les deux os de l'articulation.

La glène phalangienne est augmentée en bas vers la face plantaire par un ligament épais, résistant, qui s'insère aux bords inférieurs des deux extrémités articulaires et forme comme une espèce de tablier qui maintient l'extrémité méta-tarsienne dans le jeu de l'extension. Dans l'épaisseur de ce ligament, appelé glénoïdien, et vers son milieu, se trouvent deux osselets beaucoup plus volumineux que ceux du pouce, à peu près égaux, ayant la forme d'un segment de sphère et le volume d'un tout petit grain de café, la convexité tournée en bas, l'autre face, légèrement concave, s'emboîtant avec les deux petites surfaces ovalaires décrites à la face plantaire de la tête métatarsienne.

Ces deux osselets, distingués en sésamoïde interne et en sésamoïde externe, quoique rappelant fort peu la forme et le volume de la graine de sésame, sont plus rapprochés à leur partie antérieure qu'à leur extrémité postérieure ; il en résulte qu'ils limitent entre eux un petit espace triangulaire, ayant la pointe tournée en avant et la base en arrière ; on trouve quel-quefois, dans l'épaisseur des fibres de ce triangle, un troi-sième osselet beaucoup plus petit, beaucoup moins dur et d'une forme variable. Les insertions de ce ligament, long et large de 2 centimètres environ, sont plus solides à la phalange qu'au premier métatarsien ; les fibres de cette sangle articu-laire, qui vont de la phalange aux osselets, forment un appa-reil qui paraît destiné à agrandir la cupule phalangienne, tandis qu'il est réservé un rôle bien moins important aux fibres qui unissent les os sésamoïdes à la tête métatarsienne. Après les ligaments on trouve, au-dessus et au-dessous de l'articu-lation, des muscles, des tendons et la peau.

Les muscles sont, du côté de la face plantaire :

1° Le court fléchisseur, qui prend naissance en arrière sur le cuboïde et le troisième cunéiforme, et qui de là va s'insérer sur les bords latéraux de l'extrémité postérieure de la phalange, tandis que quelques-unes de ses fibres s'arrêtent aux os sésamoïdes ;

2° L'adducteur du gros orteil, qui vient du calcanéum, et de là va s'insérer sur le côté interne de l'extrémité postérieure de la première phalange du gros orteil, en envoyant une expansion pour le sésamoïde interne ;

3° L'abducteur du gros orteil, qui est composé de deux faisceaux, l'un oblique, l'autre transverse, prend naissance sur le cuboïde et sur l'articulation métatarso-phalangienne des trois ou quatre derniers orteils, et de là vient se fixer sur le bord externe de l'extrémité postérieure de la première phalange du gros orteil ; un petit faisceau de fibres est réservé au sésamoïde externe ;

4° Le tendon du long fléchisseur propre du gros orteil double la face inférieure du ligament glénoïdien, auquel il est maintenu assez solidement par sa gaîne tendineuse.

Du côté de la face dorsale, l'articulation n'est renforcée que par le tendon de l'extenseur propre du gros orteil et par un faisceau tendineux venant du muscle pédieux, qui s'attache sur l'extrémité postérieure de la première phalange du gros orteil.

Le pouce possède deux muscles extenseurs, tandis que le gros orteil n'en possède qu'un ; comme au pouce, l'articulation du gros orteil est dépourvue de lombricaux et d'interosseux.

La peau de la plante du pied est beaucoup plus épaisse que celle de la paume de la main, elle adhère aux tissus sous-jacents ; la peau du dos du pied est au contraire plus fine et plus souple que celle du dos de la main. Les commissures digitales sont beaucoup plus prononcées au gros orteil qu'au pouce.

Pour nous résumer, nous voyons donc que l'articulation métatarso-phalangienne du gros-orteil présente la même constitution anatomique que l'articulation métacarpo-phalangienne du pouce : deux extrémités articulaires, deux ligaments latéraux, un ligament gléno-sésamoïdien, un tendon extenseur, un autre fléchisseur qui consolident l'articulation.

Pourtant ces deux organes ne sont pas destinés au même but. Le pouce est surtout un organe de préhension, le gros orteil un organe de sustentation et il n'y a qu'à examiner leurs parties constituantes pour s'en convaincre. Le premier métacarpien et le pouce s'écartent considérablement de leurs voisins (2e métacarpien et l'index). Ils possèdent des muscles opposants vigoureux et plusieurs muscles extenseurs. Au pied rien de pareil, le premier métatarsien et son orteil restent parallèles à leurs voisins avec lesquels ils sont unis par des ligaments ; les articulations métatarso-phalangiennes des orteils, à peu près au même niveau, se soutiennent mutuellement, se forment réciproquement attelles, les mouvements de flexion, d'extension et d'opposition surtout, sont bien moins étendus qu'au pouce, il s'ensuit que ce que le pouce gagne en mobilité sur son homologue du pied, il le perd en solidité.

Les téguments de la face plantaire sont très adhérents, avons-nous dit, aux tissus sous-jacents, circonstance qui ne peut que favoriser la solidité de l'articulation du gros orteil. Voilà ce qui découle de l'anatomie et des fonctions des deux organes ; si maintenant nous considérons la topographie des deux segments de membre auxquels le gros orteil et le pouce appartiennent, nous pouvons dire, semblons-nous, que le gros orteil est bien moins exposé au traumatisme que le pouce. La main participe à tous les travaux, le langage l'a consacré (la main d'œuvre) ; elle n'est pas protégée comme le pied par la chaussure, et tandis que le gros orteil partagera le plus souvent avec les os voisins, la violence du traumatisme, le pouce, en raison de son isolement, aura la mauvaise chance d'être atteint souvent seul.

Ces considérations anatomiques, physiologiques et géographiques, expliquent suffisamment la très grande rareté des luxations du gros orteil et nous laissent entrevoir que, lorsqu'on les rencontre en clinique, bien des fois elles sont accompagnées de délabrement de tout ou partie du pied, circonstance qui enlève de l'intérêt à la luxation et détourne l'attention du chirurgien qui est appelé.

Nos recherches bibliographiques viennent à l'appui de ce que nous avançons ; depuis les travaux de Paulet en 1881 sur les orteils (Dictionnaire encyclopédique, t. XVII), nous n'avons pu rassembler que huit observations, et la plupart concernent des luxations compliquées.

On néglige d'y parler du déplacement articulaire, de la réduction, pour s'étendre sur la plaie concomitante, ses complications et le sort du pied et *non* du *gros orteil* après la guérison.

Nous prévoyons donc la rareté des luxations du gros orteil et la fréquence de leurs complications, les cas publiés ne nous démentent pas, voici les observations que nous avons pu recueillir.

CHAPITRE II

OBSERVATIONS

Observation I

(M. Amat). — Luxation métatarso-phalangienne du gros orteil en bas.
(Rapport de M. Delorme)

Un cavalier, désarçonné, est projeté à droite et traîné sur une certaine étendue, le pied étant pris dans l'étrier. Il en résulte une plaie de la face dorsale de l'orteil, à travers laquelle sort la tête du métatarsien ; la phalange a glissé au-dessous et en arrière de cette tête métatarsienne. M. Amat prolonge la boutonnière de la face dorsale et cherche à attirer la phalange, mais sans résultat. Il interpose alors une spatule et s'en sert comme d'un levier, mais il ne parvient pas à réduire. Il se décide alors à réséquer la tête métatarsienne et réduit aisément. Guérison en vingt-trois jours.

Le rapporteur insiste sur le caractère exceptionnel de la nature du déplacement, dont cette observation constitue le premier fait publié. Deux mécanismes sont possibles, ou bien le montant de l'étrier a pressé directement sur l'orteil et l'a propulsé en bas, ou bien la phalange a été fléchie et portée en abduction, avec déchirure du ligament latéral externe et luxation en bas. Les difficultés de la réduction nécessitèrent une résection, mais le rapporteur eût préféré faire porter cette dernière sur la phalange.

Observation II

Dans la séance du 10 janvier 1894, M. Delorme présente un cas de luxation compliquée du gros orteil droit. Il présente le malade, mais l'observation n'est pas relatée dans le bulletin.

Observation III

Deux cas de luxation compliquée du gros orteil sont signalés dans la table générale des Mémoires de médecine et de chirurgie militaire, mais les tomes XXX et XXXVIII, où elles sont signalées, n'étant pas encore publiés, nous ne pouvons pas relater ces observations.

Observation IV

Luxation compliquée du gros orteil droit

Le nommé F . . , cavalier au 2ᵉ Chasseurs, est fort et vigoureux et ne se rappelle pas avoir eu d'affection grave.

Le 20 mai, étant de piquet aux courses de Limoges, il se trouvait isolé comme plusieurs de ses camarades que l'on avait espacés de distance en distance sur la route, et montait un cheval difficile : celui-ci s'effraie d'une voiture, et, dans les mouvements qu'il fait pour se dérober à l'action du cavalier, tombe sur le côté, et F . . . a la jambe droite engagée sous sa monture. Le cheval se relève, le cavalier essaie d'en faire autant, croit qu'il le peut parce que la douleur qu'il ressent n'est pas très forte et fait quelque pas, il ne peut pas continuer, aperçoit sa botte ouverte largement sur le côté et à travers l'ouverture une plaie béante d'où s'échappe une grande quantité de sang. Quelques habitants le transportent immédiatement dans une maison voisine, une voiture vient le chercher et le conduit à l'hôpital où il arrive vers le soir.

Le lendemain, à la visite, le médecin constate une luxation compliquée du gros orteil : la tête de la première phalange,* séparée violemment de l'extrémité antérieure du premier métatarsien, a été portée en dedans, un peu en haut et vient faire saillie dans une ouverture de la peau de trois centimètres de longueur environ ; le pied a considérablement enflé dans la nuit : le malade, malgré son énergie, accuse une grande souffrance générale et locale, de l'inappétence et de l'insomnie ; le pouls indique un état fébrile assez développé ; le médecin s'occupe avant tout de combattre les accidents inflammatoires, et soumet le pied à une irrigation continue ; malgré ce traitement, il augmente de volume et présente tous les signes d'une violente inflammation ; la peau est rouge, violacée, tendue, luisante, dure et douloureuse au toucher. Pendant cinq jours, cet état ne fait que s'aggraver : un commencement d'érysipèle se montre au-dessus des malléoles, et monte jusqu'au tiers inférieur de la jambe ; la sensibilité du pied est telle que le malade ne peut même pas supporter que l'on marche à côté de son lit.

Plusieurs médecins voient F..., et, en présence de ces accidents redoutables, la plupart pensent à une amputation : pourtant on attend encore, l'irrigation froide est continuée, l'érysipèle est combattu par des frictions mercurielles.

Le lendemain 26, une fluctuation assez considérable se fait sentir au côté externe du pied, un peu en arrière du petit orteil ; une incision longitudinale de deux centimètres environ, donne issue à une grande quantité de pus de bonne nature, et le malade en éprouve un soulagement momentané ; le traitement est continué sans amener de diminution dans le volume et la couleur du pied dont les douleurs restent les mêmes.

Quatre jours après, 30 mai, deux autres incisions sont pra-

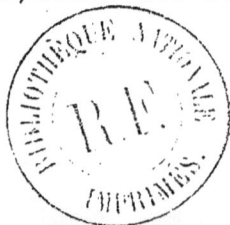

2

tiquées, l'une sur la face dorsale, l'autre en arrière de la malléole interne. La première donne issue à une assez grande quantité de pus ; il ne s'écoule que du sang de la seconde. Un soulagement se produit sans amener cependant de changement notable dans l'état local ou général du malade.

Dix jours après, un nouvel abcès se montre à la face dorsale du pied, issue est donnée au pus ; cette incision, comme les précédentes, amène une rémission momentanée dans les douleurs. Le pied n'a pas diminué, ni changé de couleur ; pendant dix jours, on continue l'irrigation froide ; une seconde apparition d'érysipèle nécessite une onction mercurielle sur la jambe, puis apparaît une nouvelle collection purulente à la partie interne du pied. Ce foyer purulent est ouvert ainsi qu'un sixième abcès qui s'est formé à côté du précédent. Le 10 juillet, la fièvre est en partie tombée, le malade mange un peu, l'état local est sensiblement le même. Enfin le 15 juillet une dernière incision est faite à la partie externe du pied, il en sort un pus mal lié ; cette ouverture devient l'orifice d'un trajet fistuleux. Pendant tout ce temps, les irrigations froides ont été le seul traitement employé à l'exception de l'onguent mercuriel avec lequel on a combattu avantageusement et à deux reprises l'érysipèle qui menaçait la jambe. La plaie primitive présentait d'abord une teinte d'assez mauvais augure ; elle a fini par se remplir de bourgeons charnus qui ont peu à peu recouvert la tête osseuse du gros orteil : ces bourgeons sont d'un bel aspect ; toutes les incisions pratiquées sur le pied se sont refermées, excepté la dernière qui, comme nous venons de l'indiquer, est devenue un trajet fistuleux.

L'inflammation va en décroissant, le pied diminue d'une manière très notable, les douleurs disparaissent presque complètement, enfin F... peut se lever, marche d'abord avec deux béquilles, puis avec une, puis en s'appuyant seulement sur un bâton, et il sort le 24 septembre.

A cette époque, le pied présente l'aspect suivant : il est augmenté de volume ; les saillies normales sont effacées par un empâtement assez notable ; les malléoles et le bas de la jambe sont aussi le siège d'un certain engorgement ; le pied porte les traces des nombreuses incisions qui ont été faites, et deux orifices fistuleux se remarquent du côté de la face dorsale et à la face plantaire ; la tête articulaire de la première phalange, qui correspond avec le premier métatarsien, est en dedans et un peu en haut de ce métatarsien. Ce résultat de la luxation amène naturellement la disposition suivante : le gros orteil va obliquemment et de dedans en dehors cacher son extrémité sous le second orteil, et paraît nécessairement plus court que son voisin ; une cicatrice linéaire de 3 centimètres environ indique l'endroit où les tissus ont été déchirés au moment de la luxation.

La marche est difficile, surtout lorsque le malade veut marcher un peu vite, il ne peut faire aucun service.

Observation V

Luxation simple métatarso-phalangienne du gros orteil gauche, par Valentin Vignard, de Sulina (Roumanie). — Rapport par M. Farabœuf (Société de chirurgie, séance du 2 juin 1886).

Le cuisinier d'un vapeur anglais étant occupé à amarrer la tente de l'arrière, tombe à la renverse d'une hauteur de 4 à 5 mètres sur un radeau placé le long du bord.

Cet homme est apporté à l'hôpital immédiatement après l'accident : il ne saurait dire exactement dans quelle posture il est arrivé sur le radeau.

Il présente une forte contusion de la région malaire droite et une luxation simple, métatarso-phalangienne du gros orteil gauche.

L'orteil est raccourci en abduction et en extension légère-

ment exagérées ; à sa base, à la partie supérieure et interne
du métatarsien, la peau forme trois plis transversaux très
marqués. On sent très bien, en ce point, la cupule de la phalange. La pression directe sur cette cupule est très douloureuse. La douleur est aussi très vive quand on tente de fléchir
l'orteil. Si, au contraire, on exagère l'extension, la douleur
est très supportable.

Je me trouvais pour la première fois en présence de cette
espèce de luxation. Mon premier mouvement fut de procé-
der à des tractions directes. Je m'armai donc de la pince de
Charrière. Heureusement pour le malade et pour le médecin,
l'anneau de cuir ne laissa pas passer l'orteil. Ce contre-temps
me força à réfléchir et à rassembler mes souvenirs. Le résultat fut que je procédai comme suit :

Le malade couché, je me plaçai devant le pied malade,
que je fixai en le prenant de la main gauche. Avec la main
droite je saisis fortement l'orteil entre mon pouce placé pa-
rallèlement à sa face inférieure et les autres doigts repliés
sur la face dorsale du pied, de façon à ce que la phalangine
de mon index correspondît au bord supérieur de la cupule et
fût en contact avec la face supérieure du métatarsien. Ceci
fait, je commençai par porter l'extension aussi loin que je
pus, c'est-à-dire jusqu'à ce que l'angle formé en haut par
l'orteil et le métatarsien fût arrivé à 90° et même moins.

Alors, tout en maintenant l'extension et sans faire aucune
traction, je pressai d'arrière en avant avec la phalangine de
mon index sur la partie postérieure de la phalange de l'orteil :
presque immédiatement je sentis la résistance céder, la phalange de l'orteil glisser en avant, deux ou trois craquements
doux se produire et les os reprendre leurs rapports nor-
maux.

L'opération n'avait duré que quelques secondes et sans
douleur bien vive pour le malade.

Observation VI

Luxation métatarso-phalangienne du gros orteil, par F. BOURGEOIS, médecin-major de 2° classe.

F...., âgé de vingt-deux ans, jeune soldat au 7° Cuirassiers, tombe avec son cheval, le pied droit pris sous l'animal, dans la matinée du 27 décembre 1887.

Il essaie de se relever, mais il lui est impossible de poser le pied par terre. On le transporte à l'infirmerie. Pendant qu'on le débarrasse de son pantalon et de sa botte, il manifeste des douleurs telles qu'on peut supposer au premier abord que l'on ne se trouve pas en présence d'une simple contusion du pied.

Le pied est très tuméfié sur toute sa surface supérieure ; mais la douleur est intense, surtout au niveau du gros orteil. Malgré le gonflement, on reconnaît sans peine une luxation métatarso-phalangienne en haut et en arrière, complète et simple du gros orteil.

C'est la luxation classique, si toutefois il est permis de donner ce qualificatif à une luxation dont M. le médecin-inspecteur Paulet n'a pu réunir plus de trente et un exemples dans son article « Orteils » du Dictionnaire de Dechambre. C'est la rareté même de ce déplacement articulaire qui nous amène à rédiger cette courte note.

Nous constatons comme signes de la luxation le raccourcissement de l'orteil, la saillie en haut de l'extrémité postérieure de la deuxième phalange, et, en arrière de cette saillie, une dépression facile à trouver; malgré la tuméfaction des tissus, l'orteil est plus redressé que son homologue au pied sain, les mouvements volontaires sont supprimés. Comme nous l'avons dit, la douleur est très vive.

Nous n'avons fait aucune tentative de réduction par traction directe dans l'axe de l'orteil. Cette manœuvre, outre qu'elle n'aurait sans doute pas abouti, eût été fort douloureuse et non exempte de danger. Nous avons suivi exactement les règles posées par M. le médecin-inspecteur Paulet.

La réduction ainsi obtenue, le pied de notre blessé est immobilisé pendant dix jours. — Résolutifs. — Toute douleur ayant disparu au bout de ce temps, nous nous contentons d'appliquer une simple bande jusqu'au quinzième jour.

Actuellement F . . . , a repris son service régulièrement.

Ajoutons que cet homme n'avait jamais subi aucun traumatisme au pied droit. Il n'avait jamais eu ni entorse ni luxation.

Observation VII

Luxation irréductible du gros orteil et du pouce, opération, guérison.
(*The Lancet,* 28 février 1892)

Les deux observations citées par l'auteur présentent beaucoup d'analogie. Dans le premier cas, il s'agit d'un homme de quarante ans, qui se fit une luxation du gros orteil en arrière dans une chute de cheval. Douleur très vive, impossibilité de se tenir debout. Le gros orteil avait glissé sur la face dorsale du métatarsien, mouvements latéraux faciles, saillie de la tête du métatarsien sur la face plantaire, à ce niveau la peau est très tendue. Par deux fois, tentatives infructueuses de réduction sous le chloroforme, opération, incision verticale de 4 centimètres au niveau de la tête du métatarsien.

On trouve que les tendons fléchisseurs et le ligament antérieur s'opposaient à la réduction. Le tendon fléchisseur écarté en dedans, le ligament métatarso-phalangien est coupé et la réduction se fait facilement, guérison rapide.

Dans le second cas, luxation du pouce en arrière chez un enfant de sept ans. Intervention quatre mois après l'accident. Opération à peu près analogue. Le déplacement se reproduisant facilement, suture au catgut du ligament antérieur sectionné. Guérison avec un peu de raideur de la jointure. L'auteur fait suivre ses deux observations de l'étude des causes de l'irréductibilité dans ces luxations.

CHAPITRE III

PATHOGÉNIE

Si maintenant nous passons à l'étude du mécanisme des luxations du gros orteil, l'expérimentation ne fera que fortifier notre opinion et contrôler nos prévisions et l'observation clinique. Nous dirons tout d'abord qu'on se douterait peu, avant d'avoir expérimenté, combien il est malaisé de luxer le gros orteil, sans quelques petites précautions opératoires qui favorisent l'effort de l'expérimentateur. Sans incision et même excision des téguments plantaires, nous n'avons jamais pu y parvenir, en employant isolément l'extension forcée et en expérimentant sur des pieds ayant appartenu à des adultes vigoureux ; ce n'est qu'en joignant l'abduction ou l'adduction à l'extension forcée, ou avec des pieds de malades morts cachectiques, que nous avons réussi à luxer le gros orteil, mais alors avec une complication dans le premier cas d'une déchirure de la peau du côté interne ou externe, et dans le second cas d'une fracture de la tête phalangienne ou métatarsienne.

Voici les différents procédés qui nous avons mis en usage pour atteindre notre but :

Extension forcée aidée ou non d'une moufle.

Extension forcée avec abduction ou adduction.

Percussion sur la tête de la deuxième phalange fléchie.

Percussion sur la tête métatarsienne.

Ecrasement (étau).

Nous avons également essayé de faire tomber des corps

lourds sur le pied, mais la difficulté de diriger la chute de ces corps rendait les résultats peu satisfaisants.

D'après ces résultats nous divisons les déplacements de la jointure en :

1° Luxation incomplète ;
2° Luxation complète facilement réductible ;
3° Luxation complète difficilement réductible.

1° LUXATION INCOMPLÈTE

Par extension mesurée ou par choc modéré, nous avons pu produire ce que l'on appelle la subluxation, c'est-à-dire la déformation de l'organe, sans que les surfaces articulaires s'abandonnent complètement. Nous estimions avoir obtenu ce résultat quand, par le jeu des tendons, nous ne pouvions pas aisément remettre l'orteil dans sa position normale, et qu'il fallait l'aider directement avec les mains. L'anatomie pathologique de ce déplacement n'a jamais présenté beaucoup d'intérêt et de diversité. Notre examen n'a-t-il pas été assez minutieux ou bien est-ce dû au manque de résistance des tissus morts ? Ces subluxations s'accompagnaient seulement de tiraillements des ligaments et des organes périarticulaires, et une ou deux fois de fracture limitée aux bords cartilagineux de la cupule phalangienne. Nous serons donc brefs sur cette variété de déplacement et nous passerons immédiatement aux luxations complètes.

2° LUXATIONS COMPLÈTES

Avant de décrire les types qui ont servi à grouper nos résultats de luxations complètes et de discuter les causes de leur réductibilité ou de leur irréductibilité, qu'on nous per-

mette de faire connaître quelques points d'anatomie pathologique sur lesquels nous avons essayé de nous faire une opinion
au sujet de ces luxations.

ANATOMIE PATHOLOGIQUE. — *A*. —On a dit que, des deux
ligaments métatarso-phalangiens, l'interne cédait toujours le
dernier, et on l'expliquait en disant qu'il était plus volumineux que le ligament externe, et que le tendon fléchisseur, en
se luxant en dedans, le renforçait encore. Les choses se sont
passées de la façon suivante dans nos expériences :

C'étaient toujours les organes plantaires qui offraient le
plus de résistance, d'abord la peau et l'aponévrose, ensuite
c'était le ligament glénoïdien qui résistait avec son tendon
fléchisseur ; mais, quand la sangle sésamoïdienne cédait, les
deux ligaments latéraux cédaient aussi tous deux et dans le
même temps. Si à l'extension forcée on joignait l'adduction,
c'était bien le ligament latéral interne qui résistait le plus ;
mais, si on remplaçait l'adduction par l'abduction, c'était le
contraire qui se produisait, c'est-à-dire que c'était le ligament
latéral externe qui se rompait le dernier ; on remarquait, en
même temps, que le tendon fléchisseur se luxait en dedans
avec l'adduction et en dehors avec l'abduction ; nous pensons
donc que le sort des ligaments latéraux et du tendon fléchisseur tient plutôt à la direction que l'on donne à la violence
traumatique qu'au plus ou moins de résistance que leur struc-
ture anatomique peut bien présenter.

B. — Farabœuf pense que la sangle sésamoïdienne perd
toujours, dans la luxation du pouce, ses attaches métacar-
piennes, et Paulet dit n'avoir jamais observé le contraire au
gros orteil. Dans deux cas de luxation produite par percussion, nous avons pourtant constaté, à l'examen pathologique,
que ce ligament s'était séparé de la phalange, tandis qu'il

avait conservé ses insertions métatarsiennes. Une fois aussi, quelques fibres phalango-sésamoïdiennes de ce ligament avaient escaladé, à la suite de la phalange, sur le dos du métatarse. Nous signalons ce fait, parce qu'on a dit aussi que c'était généralement le sésamoïde externe qui suivait la phalange ; c'était, ici, le sésamoïde interne. Il est donc probable que le mode de désinsertion du ligament glénoïdien varie suivant le mode de production de la dislocation, et que le sésamoïde interne peut suivre, aussi bien que l'osselet externe, la phalange dans son ascension métatarsienne et jouer, comme lui, un rôle important par sa situation nouvelle.

C. — On a prétendu également, que les muscles court, fléchisseur, adducteur et abducteur, pouvaient gêner la réduction en étranglant la tête métatarsienne, nous ne l'avons jamais observé dans nos expériences : ou la violence du traumatisme n'était pas assez vigoureuse pour faire passer cet os à travers les fibres de ces muscles ; dans ce cas, la tête métatarsienne se creusait un logement dans leur épaisseur ; ou bien, elle franchissait si violemment cette sangle musculaire, que les fibres concentriques qui limitaient la boutonnière étaient trop déchirées pour qu'il leur fût permis d'être un obstacle à la réduction. Sur le vivant, il se peut bien faire qu'il en soit autrement, grâce à la rétractibilité musculaire des fibres excentriques de la boutonnière musculaire ; mais, sur le cadavre, où il est impossible de ressusciter cette rétractilité, nous n'avons jamais vu les choses se passer ainsi.

Nous en dirons autant des tendons fléchisseur et extenseur qui, après avoir été distendus et relâchés par le déplacement, ne sont plus sollicités par leur muscle respectif, pour reprendre leur action.

Les muscles abducteurs et adducteurs n'ont pas fait

preuve, dans nos expériences, de plus de résistance l'un que l'autre ; comme pour les ligaments latéraux, suivant que l'on joignait l'abduction ou l'adduction au mécanisme de la luxation, c'était l'adducteur ou l'abducteur qui était le plus délabré.

Le sens du déplacement de la tête phalangienne a toujours été le même : en haut et en arrière ; nous n'avons jamais pu obtenir que la phalange se déplace en bas ; la flexion forcée était absolument inefficace, la percussion sur la phalange en extension produisait la luxation du premier métatarsien sur le tarse. La peau et l'aponévrose plantaires sont si adhérentes aux tissus sous-jacents, qu'elles ne se laissent pas décoller.

Ce travail terminé, nous avons pourtant trouvé un cas de luxation complète et compliquée en bas. C'est le seul cas publié, et sans doute observé (*Rev. de Ch. A.*, 1895).

Nous avons, en conséquence, divisé les luxations complètes suivant la facilité de réduction, seulement, en luxations complètes réductibles, et en luxations complètes irréductibles.

Nous allons passer en revue les différents types que nous avons rencontré dans ces deux variétés.

Luxations complètes facilement réductibles

Les luxations complètes, facilement réductibles, sont les plus nombreuses que nous ayons obtenues ; nous avons employé quelquefois le choc direct, à l'aide d'un marteau, sur la deuxième phalange fléchie, mais, le plus souvent, l'extension forcée (avec incision ou excision des téguments plantaires). C'est, en définitive, le mécanisme de l'extension, qui doit réaliser le plus fréquemment la luxation dans les accidents.

Parmi ces luxations complètes réductibles nous avons observé deux circonstances bien différentes, qui favorisaient la réduction. En outre, ces circonstances se sont manifestées d'une façon bien inégale, puisque leur proportion est de deux à douze.

Deux fois, en employant la percussion comme agent luxatif, on subluxait d'abord, et en insistant on luxait ensuite complètement. L'examen anatomo-pathologique montrait les ligaments latéraux déchirés et le ligament glénoïdien complètement séparé de la phalange ; la cupule de celle-ci avait abandonné la surface diarthrodiale de l'articulation. La réduction ne présentait pas de difficulté, il n'y avait qu'à rabattre tout en tirant sur la phalange, pour qu'elle reprît sa place légale.

Dans les douze autres cas de réduction aisée, les luxations avaient été obtenues par l'extension forcée et en procédant par secousses successives qui déchiraient graduellement les ligaments à droite, à gauche, car on faisait de l'extension alternativement en dehors et en dedans de l'axe de l'orteil. Il fut facile de se rendre compte à la dissection que les surfaces cartilagineuses métatarsienne et phalangienne avaient perdu contact, mais que les dégâts ligamenteux n'étant pas trop considérables la tête phalangienne n'avait pu chevaucher suffisamment sur le dos métatarsien pour permettre à son satellite sésamoïdien de l'y suivre et de la caler dans sa nouvelle position.

La sangle sésamoïdienne, véritable appendice articulaire de la phalange, n'ayant pas perdu relation avec le cartilage métatarsien, entraînait dans la réduction la phalange. En effet, celle-ci, sollicitée par son annexe sésamoïdien, reprenait, quel que fût le mode de réduction qu'on employât, le chemin qu'on lui montrait pour regagner sa position en face de la tête métacarpienne.

Sur le vivant, peut-être quelques fibres musculaires auraient pu rendre un peu moins aisé le rétablissement fonctionnel de l'article, nous pensons pourtant qu'en déployant un peu plus d'énergie on aurait réduit quand même.

Pour terminer l'histoire des luxations facilement réductibles, il nous reste à parler de deux cas de déplacements articulaires accompagnés de dégâts considérables.

En vérité, toutes les luxations dont nous avons parlé jusqu'à présent sont des luxations compliquées, et il ne peut guère en être autrement expérimentalement, mais celles-ci présentent des délabrements qui exposent le plus aux complications que l'on observe en clinique ; le mode de production employé (écrasement) est également celui qui doit les occasionner le plus fréquemment sur le vivant. Ces différentes raisons, et leur réductibilité excessivement facile, militent en faveur de leur appellation de luxations compliquées, et de leur jonction aux luxations réductibles.

Nous eûmes recours à l'écrasement comme agent traumatique.

Dans le premier cas, l'étau banal qui servait à fixer les pieds sur lesquels nous expérimentions nous rendit encore ce service. Le pied ne fut pas trop mutilé, car il tournait sur son axe entre les mors de l'étau à mesure que l'on augmentait la constriction. Il n'en fut pas de même des tissus qui ne purent pas fuir devant les mors. Les os qui forment le bord interne du pied furent broyés (scaphoïde, premier et deuxième cunéiforme, premier métatarsien), les ligaments fortement déchirés. Le premier métatarsien s'était luxé en arrière sur le tarse et il était aussi facile de luxer le gros orteil, qui était resté en place, que de le réduire ensuite ; les ligaments permettaient un écartement tel des surfaces articulaires qu'il suffisait de tirer dans l'axe pour les remettre en présence.

Dans le deuxième cas, nous laissâmes tomber une pierre lourde sur le pied en extension et les orteils fléchis : plusieurs os furent écrasés et deux ou trois articulations métatarsophalangiennes ouvertes largement.

Il fut si aisé de remettre les surfaces articulaires en place que nous n'oserons pas prononcer le mot de réduction et que, si l'on eût eu affaire à un cas clinique, il se serait agi de reconstituer le pied plutôt que de réduire l'orteil.

3° LUXATIONS IRRÉDUCTIBLES

Cette étiquette de luxation irréductible n'est pas rigoureusement exacte, puisque nous allons passer en revue les obstacles divers qui peuvent gêner la réduction et que nous indiquerons ensuite la conduite à tenir pour triompher de ces difficultés.

Lorsque dans nos expériences l'orteil luxé était difficilement remis en place le plus souvent, c'était le ligament gléno-sésamoïdien qui s'opposait à la réduction (cinq fois sur six). En cela nous sommes d'accord avec ceux qui ont expérimenté avant nous, mais nous n'avons jamais observé le mécanisme de l'interposition de ce ligament décrit par Farabœuf dans son article sur les luxations du pouce en arrière : « Toujours et nécessairement précédée par la luxation complète simple », dit-il en parlant des luxations complexes, voici comment Farabœuf explique l'interposition des osselets : « Le pouce, plus ou moins renversé en arrière, essayons de le rabattre et tirons un peu sur la phalange. Que va-t-il arriver à l'os sésamoïde ? Précèdera-t-il la phalange pour retourner à sa place ou restera-t-il en arrière ? Il va rester en arrière. La phalange le tire ; le muscle court fléchisseur le retient. Cet osselet se redresse d'abord, puis se renverse tout à fait comme une pierre pesante que l'on veut faire glisser en l'accrochant avec la main et que l'on n'arrive qu'à retourner ; le tendon long fléchisseur, en vertu de sa position et de sa tension, concourt aussi à ce renversement. »

Cette gymnastique sésamoïdienne peut être exacte au pouce, elle ne serait qu'ingénieuse si on voulait l'appliquer au gros orteil. Toutes les luxations complexes que nous avons observées l'ont été d'emblée, et nous n'avons jamais eu la chance dans nos expériences cadavériques d'assister à ce phénomène du redressement et du retournement du ou des osselets tirés sur leur bord antérieur par la phalange, tandis que la rétractilité du court fléchisseur qui aurait conservé quelques attaches sésamoïdiennes retiendrait, fixerait le bord postérieur de ce même ligament gléno-sésamoïdien.

L'interposition, disons-nous, se produisait toujours d'emblée, elle n'était nullement due à des manœuvres vicieuses de réduction ; nous pensons pouvoir expliquer cette interposition et ce retournement d'emblée en faisant observer que la surface articulaire du premier métartasien est très étendue vers le haut, qu'elle empiète même sur le dos de l'os, et que par suite bien souvent, dans la luxation complète, les osselets seront restés sur la nuque du métatarsien ; or cette nuque de la tête métatarsienne est cartilagineuse, glissante, fait partie de la surface articulaire de cet os, et alors, si nous affirmons que sur le cadavre ce qui subsiste du court fléchisseur est impuissant à retenir l'appareil gléno-sésamoïdien sur cette surface articulaire lisse, nous doutons même fort que, sur le vivant, cette fameuse rétractilité musculaire, qui doit être bien émoussée après le traumatisme, puisse fixer et surtout faire rebrousser chemin aux osselets quand on rabat la phalange que l'on veut réduire.

Mais alors, l'interposition n'étant pas due à des manœuvres maladroites de réduction, comment se produisait-elle ? Elle se réalisait quand la violence de l'agent vulnérant déchirait, d'un seul trait, l'appareil ligamenteux et permettait ainsi, à la tête phalangienne, non seulement de chevaucher loin sur le dos de son allié, mais encore d'y entraîner à sa suite, dans

son ascension brusque, je dirai même dans son saut, le ligament glénoïdien tout retourné. Nous l'avons, en effet,
toujours trouvé la face cartilagineuse en l'air, et la quille
tournée en bas, sans que l'on eut cherché le moins du monde
à remettre en place la phalange.

Voici un autre genre d'irréductibilité :

Dans une expérience, nous avons été assez heureux pour
obtenir une luxation du gros orteil en arrière et en haut sans
autre secours que nos mains et sans incisions opératoires. Il
est vrai que le pied sur lequel nous expérimentions apparte-
nait à un cachectique, décédé après plusieurs mois de séjour
au lit. La luxation fut simple, complète et irréductible ou, plutôt, difficilement réductible, et l'agent d'irréductibilité n'était
ni la sangle sésamoïdienne, pas plus que les ligaments, tendons ou boutonnière musculaire. Nous allons donner le résultat de l'examen de l'organe après notre succès opératoire :

La peau est intacte, les organes périarticulaires, les muscles ont prêté, se sont laissés excaver pour y loger la tête
métatarsienne ; le tendon fléchisseur s'est allongé et n'a pas
perdu ses rapports avec la face inférieure du ligament
glénoïdien ; les ligaments latéraux étaient déchirés partielle-
ment. Le ligament glénoïdien très tendu, ouvert vers son
milieu, tenait encore assez solidement au métatarsien et à la
phalange fracturée. Celle-ci était à califourchon sur le dos
métatarsien.

Quoique cette dislocation s'accompagne d'une fracture,
nous l'avons appelée luxation simple à cause de la conserva-
tion excessivement rare de la peau et du ligament glénoïdien
dans ce genre de traumatisme, et qu'il n'est guère possible,
expérimentalement, de se rapprocher davantage de la clinique
où l'on observe ce qui se produit naturellement, sans qu'on
y aide par incision, excisions, ou de tout autre manière.

On est bien en droit de l'appeler luxation complète, puisque la phalange avait élu domicile sur le dos du métatarsien.

Nous allons faire connaître l'agent inattendu de l'irréductibilité, en même temps que nous tâcherons d'en expliquer le mécanisme qui n'a pas été, à notre connaissance, signalé encore.

Quand on fait de l'extension forcée sur le gros orteil, on appuie en somme la tête métatarsienne dans la cupule phalangienne, comme si on voulait défoncer cette dernière avec la première et il faut, ou que les ligaments cèdent pour permettre à la cupule phalangienne de fuir ce bélier d'un nouveau genre, ou bien que les os se fracturent. C'est ce qui est arrivé dans l'expérience qui nous occupe ; et ce qui en fait l'originalité c'est la façon dont s'est comportée la phalange fracturée. Cette tête phalangienne était divisée en deux fragments à peu près égaux par un trait dirigé de haut en bas et se continuant assez loin sur le corps de l'os, de telle sorte que, grâce à l'écartement, à l'ouverture de la cupule phalangienne, celle-ci avait pu sauter la tête métatarsienne à la façon d'un individu qui, jugeant ses forces insuffisantes pour franchir un obstacle à pieds joints, écarterait les jambes pour diminuer d'autant la hauteur à laquelle il devrait s'élever s'il les avait réunies.

Voilà comment on peut expliquer, pensons-nous, que la luxation ait pu se produire sans plus de dégâts articulaires et périarticulaires.

Voyons maintenant ce qui a pu créer les difficultés de réduction.

La cupule phalangienne en se divisant avait franchi la tête métatarsienne, elle était ensuite retombée à cheval, l'expression ne saurait être plus exacte, sur le dos du même os qui est beaucoup moins volumineux en ce point. D'un autre côté, l'écartement fragmentaire s'étant maintenu, la cupule phalangienne se trouvait là à peu près comme l'arçon d'une selle sur le garrot d'un cheval. Dès lors, l'insuccès des différents procédés de réduction que nous avons essayés n'a rien de bien surprenant ; en tirant sur l'orteil fléchi, on resserait la pince du cavalier phalangien et on ne faisait qu'accroître sa solidité sur sa monture ; remplaçant cette méthode par celle décrite et recommandée par Farabœuf, la rugosité des fragments phalangiens ou la saillie des condyles métatarsiens s'opposait à la descente de la phalange.

Nous fûmes dans l'obligation d'employer l'arme tranchante, de sectionner les ligaments latéraux pour permettre aux fragments phalangiens de se rapprocher, de reconstituer la tête de l'os qui descendit alors à sa place, en tirant perpendiculairement au métatarsien sur la phalange, et en la fléchissant ensuite.

CHAPITRE IV

LOI DE FARABŒUF

ANALOGIE ET DIFFÉRENCE ENTRE LE POUCE ET LE GROS ORTEIL

Que reste-t-il de l'analogie signalée par les auteurs entre le pouce et le gros orteil et de cette fameuse proposition de Farabœuf, concernant la luxation métacarpo-phalangienne du pouce en arrière : « Les os sésamoïdes sont tout, la phalange n'est rien ? »

R. — C'est que l'articulation du gros orteil, quoique composée des mêmes éléments que celle du pouce, présente beaucoup plus de solidité que celle-ci ; qu'en outre ses fonctions l'exposent moins au traumatisme et qu'il retire de sa topographie le même avantage de protection.

Cette comparaison permet d'affirmer le moins de fréquence de la luxation métatarso-phalangienne du gros orteil.

Nous pouvons aussi faire observer que l'étendue des mouvements articulaires permet au pouce de se luxer dans différents sens, et que c'est seulement en haut et en arrière que l'on a signalé (1) et même pu produire le déplacement du gros orteil.

On peut admettre qu'au gros orteil comme au pouce l'agent

---

(1) Un cas a été publié l'an dernier (*Revue de chirurgie*) de luxation en bas, c'est le seul.

de beaucoup le plus constant d'irréductibilité est l'interposition de l'annexe articulaire gléno-sésamoïdien, mais il n'est pas prouvé, pour le gros orteil comme pour le pouce, que l'interposition nécessaire, indispensable, pour gêner la réduction, soit toujours due à des manœuvres inexpérimentées du chirurgien ; l'interposition est d'abord plus rare qu'au pouce, et quand elle existe elle est plutôt le fait de la violence du trauma qui fait monter et retourner le ligament en un seul temps, comme le ferait une lame d'acier flexible.

Nous pensons en outre avoir bien établi que la cause d'irréductibilité doit être quelquefois recherchée ailleurs qu'aux os sésamoïdes et qu'aux ligaments, et que la fracture de la phalange peut dans certains cas constituer l'obstacle irréductible.

Nous ferons aussi cette autre remarque, c'est que, parmi les luxations complètes, on observe au gros orteil beaucoup plus souvent qu'au pouce des luxations réductibles ; soit que l'on invoque pour expliquer cette circonstance heureuse, la plus grande solidité de l'articulation, la prolongation de la surface articulaire dans l'étendue de 8 à 9 millimètres sur la nuque de la tête métatarsienne, soit que l'on considère le moins de disproportion qu'il y a au gros orteil qu'au pouce, entre la cupule phalangienne et la tête métatarsienne.

Ajoutons que les luxations au gros orteil sont beaucoup plus souvent compliquées qu'au pouce.

CHAPITRE V

CONCLUSIONS ET THÉRAPEUTIQUE

I. — On rencontre, au gros orteil comme au pouce, des luxations incomplètes; elles manquent d'intérêt et le manuel opératoire de réduction est aussi simple au pied qu'à la main : il suffit de rabattre tout en tirant et en fléchissant la phalange.

II. — Le gros orteil présente comme le pouce deux degrés dans la luxation complète réductible ; le premier, plus fréquent àl'orteil qu'au pouce, se réduira presque aussi facilement que les subluxations, car l'annexe sésamoïdien n'a pas complètement abandonné la surface articulaire métatarsienne.

La flexion réussira donc encore ici comme agent thérapeutique.

III. — Dans le deuxième degré ou luxation difficilement réductible, si l'agent irréductible est comme au pouce le ligament gléno-sésamoïdien, il conviendra d'appliquer à l'orteil le même procédé de réduction recommandé par Farabœuf à l'égard du pouce. Puisque, dans ce cas, le ou les os sésamoïdes sont tout et la phalange n'est rien, c'est le moment de tirer profit de cette connaissance. Voici ce que l'on doit faire : exagérant l'extension de l'orteil en arrière, embrassant le pied de la main gauche, le pouce forçant sur la tête phalangienne, on doit faire cheminer cette phalange aidé par la main droite (qui maintient le contact entre les deux os) d'arrière en avant, et une fois la tête de la phalange arrivée au niveau du cartilage articulaire du métatarsien, on fléchit brusquement tout en exerçant une traction sur l'orteil ; on est du reste averti de l'opportunité de ce changement de manœuvre par un léger ressaut qui marque le passage du col anatomique et l'arrivée de l'extrémité phalangienne sur le cartilage articulaire, c'est-à-dire l'affrontement des deux surfaces cartilagineuses de l'articulation métatarso-phalangienne.

Comme au pouce, c'est le déplacement très. étendu de la phalange en arrière et la forme en Z de l'orteil qui feront soupçonner l'interposition du ligament; puisque la flexion forcée ne doit pas réussir, il est préférable d'avoir recours de suite à la méthode de Farabœuf.

IV. — Dans quelques rares luxations, la difficulté de réduction ne tenant pas au ligament glénoïdien, mais bien à quelque fracture des os, les divers procédés thérapeutiques de douceur échoueront tous l'un après l'autre ; c'est alors, mais alors seulement, que le chirurgien sera autorisé à rechercher, le bistouri à la main, quel peut bien être l'obstacle qui s'oppose à la réduction et à sectionner, s'il le faut, pour rendre aux extrémités articulaires leur position respective.

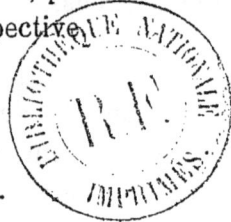

34